Mahesh Karale
Pushpa Karale

Fitoquímica e farmacologia das ervas da família Milkweed

Mahesh Karale
Pushpa Karale

Fitoquímica e farmacologia das ervas da família Milkweed

ScienciaScripts

Imprint

Any brand names and product names mentioned in this book are subject to trademark, brand or patent protection and are trademarks or registered trademarks of their respective holders. The use of brand names, product names, common names, trade names, product descriptions etc. even without a particular marking in this work is in no way to be construed to mean that such names may be regarded as unrestricted in respect of trademark and brand protection legislation and could thus be used by anyone.

Cover image: www.ingimage.com

This book is a translation from the original published under ISBN 978-620-2-07599-2.

Publisher:
Sciencia Scripts
is a trademark of
Dodo Books Indian Ocean Ltd. and OmniScriptum S.R.L publishing group

120 High Road, East Finchley, London, N2 9ED, United Kingdom
Str. Armeneasca 28/1, office 1, Chisinau MD-2012, Republic of Moldova, Europe
Printed at: see last page
ISBN: 978-620-8-06230-9

ÍNDICE DE CONTEÚDOS

RECONHECIMENTO

Estamos gratos ao Dr. S. C. Dhawale, HOD- Farmacologia, Escola de Farmácia e ao Dr. T. A. Kadam, HOD- Microbiologia, Escola de Ciências da Vida, Universidade Swami Ramanand Teerth Marathwada, Nanded, Maharashtra, Índia, pela sua valiosa orientação, apoio e ajuda.

Estamos sinceramente gratos ao Dr. Dharashive V., da Faculdade de Farmácia Shivlingeshwar, Almala, afiliada à Universidade S.R.T.M. de Nanded, Índia, pela sua ajuda contínua, orientação e conselhos valiosos.

Expressamos os nossos agradecimentos especiais aos nossos pais e familiares, sem os quais tudo isto não seria possível: o Sr. Antram N. Karale, a Sra. Radha A. Karale, o Sr. Bharat N. Karale e a Sra. Savitri B. Karale e os nossos queridos irmãos Balaji, Vishal e Vaibhav pelo seu apoio moral.

Expressamos também a nossa gratidão a todos os nossos colegas pela sua ajuda e apoio durante a redação deste livro.

Estamos gratos ao editor e à Lambert Academic Publication, Alemanha, pela sua cooperação na publicação deste livro.

Pushpa A. Karale

Mahesh A. Karale

PREFÁCIO

É com imenso prazer que apresentamos este livro, concebido para fornecer uma base de investigação aos investigadores do desenvolvimento pré-clínico e clínico de fármacos a partir de fármacos em bruto. Também será útil para os estudantes e clínicos praticantes. O conteúdo envolve as duas principais plantas da família Asclepiadaceae, ou seja, *Calotropis procera, Hemidesmus indicus* e *Gymnema sylvestre.* Este livro fornece uma revisão sucinta da fitoquímica e farmacologia destas plantas.

No mundo atual, as drogas sintéticas são muito nocivas para os seres humanos e é por isso que a necessidade de investigar os remédios à base de plantas é cada vez maior. Para melhorar o estudo relacionado com os medicamentos à base de plantas, este livro fornecerá a informação básica para gerar medicamentos potentes para várias doenças.

O livro contém toda a fitoquímica e todo o potencial farmacológico avaliado das plantas *C. procera* e *G. sylvestre.* Contém também as utilizações tradicionais e as caraterísticas farmacognósticas das plantas. Todas estas informações serão muito úteis para os investigadores e clínicos.

Sugestões e comentários são sempre bem-vindos sobre 'Phytochemistry and pharmacology of milkweed family herbs'.

RESUMO

Asclepiadaceae, vulgarmente conhecida como família da serralha, é uma antiga família de plantas, atualmente uma subfamília de Apocynaceae. *Calotropis procera, Gymnema sylvestre* e *Hemidesmus indicus* são um arbusto perene e uma trepadeira lenhosa, respetivamente, pertencentes à família Asclepiadaceae. São vulgarmente conhecidas como ervas da família das milkweed. A Calotropis tem normalmente duas espécies, ou seja, *C. procera* e *C. gigantean.* Todas as partes da planta exsudam látex branco leitoso quando cortadas. Tem sido amplamente utilizada na medicina tradicional devido aos seus compostos farmacológicos activos encontrados em todas as partes das plantas, como a casca, as raízes, as folhas e, especialmente, o seu látex que exsuda do caule e das folhas danificados ou partidos. *A G. sylvestre,* uma erva ayurvédica, passou a ser conhecida como "destruidora de açúcar" porque, nos tempos antigos, os médicos ayurvédicos observaram que mastigar algumas folhas de *G. sylvestre* suprimia o sabor do açúcar. Também foi relatado que possui potencial antidiabético, antioxidante e imunomodulador, antiulceroso e anticancerígeno. O ácido gimnémico é o principal constituinte, responsável por várias actividades farmacológicas. Na Ayurveda, o H. indicus é conhecido como um anantmool e é utilizado há muito tempo na medicina popular indiana para tratar várias doenças. A presente revisão reúne os dados sobre o potencial farmacognóstico e farmacológico de *C. procera, H. indicus* e *Gymnema sylvestre.*

Palavras-chave: *Calotropisprocera, Gymnema sylvestre,* Erva-leiteira, *Hemidesmus indicus.*

1. INTRODUÇÃO

As plantas medicinais são uma dádiva da natureza para os seres humanos. Desempenham um papel muito importante na preservação da nossa saúde. A Índia é um dos países mais diversificados do mundo e os principais sistemas tradicionais de medicina incluem a Ayurveda, a Unani e a Siddha [1]. A Ayurveda é uma ciência que não só descreve a doença e a sua gestão, como também inclui todos os acontecimentos da vida. É um sistema médico que utiliza várias terapias como a dieta, o ioga e a preparação de ervas para manter o equilíbrio do corpo. Desde a antiguidade, na Índia, têm sido utilizadas diferentes partes de plantas medicinais para curar várias doenças.

A este respeito, *Calotropis procera, H. indicus* e *Gymnema sylvestre* são as ervas da família das serralheiras que têm relatado várias actividades farmacológicas desde tempos antigos. De acordo com a APG II, a Asclepiadaceae, vulgarmente conhecida como família da serralha, é uma antiga família de plantas atualmente tratada como uma subfamília das Apocynaceae. Constituem um grupo de ervas perenes, arbustos, lianas ou raramente árvores, mas também contêm um número significativo de suculentas de caule sem folhas. O nome provém do género Asclepias. Existem 348 géneros, com cerca de 2.900 espécies. Localizam-se principalmente nas regiões tropicais e subtropicais, especialmente em África e na América do Sul.

As doenças tratadas com medicamentos sintéticos apresentam uma variedade de efeitos secundários, razão pela qual a população se volta para os remédios à base de plantas. Os medicamentos à base de plantas contêm vários fitoconstituintes e actuam de forma integrada no tratamento de doenças. A revisão recente apresenta as caraterísticas farmacognósticas e o potencial farmacológico de *C. procera* e *G. sylvestre*. A presente revisão elabora sobre as actividades tradicionais e relatadas de determinadas plantas com os seus constituintes químicos.

2. CALOTROPIS PROCERA

Calotropis procera (Aiton) R.Br. é um pequeno arbusto pertencente à família Asclepidaceae, e vulgarmente conhecido como serralha ou erva daninha gigante. É comummente cultivada em terrenos baldios e à beira de estradas. É frequentemente conhecida como "Rui" em Marathi, "Mudar" em Hindi e "Sodoma de maçã" em inglês (Fig. 1). Existem várias espécies de Calotropis, mas as espécies mais comuns incluem *C. sussuela, C. acia* Buch, *C. gigantean* (Linn) e *C. procera*. No entanto, *C. gigantean* e *C. procera* encontram-se maioritariamente na região da Índia [2]. *A C. procera* é resistente à seca, tolerante ao sal e dispersa as sementes através do vento e dos animais. Torna-se rapidamente reconhecida como uma erva daninha ao longo de bermas de estradas degradadas e pastagens nativas sobrepastoreadas [3, 4]. *A Calotropis procera* é residente na Índia, Paquistão, Nepal, Afeganistão, Argélia, Irão, Iraque, Israel, Quénia, Kuwait, Nigéria, Arábia Saudita, Emirados Árabes Unidos, Iémen e Zimbabué [5].

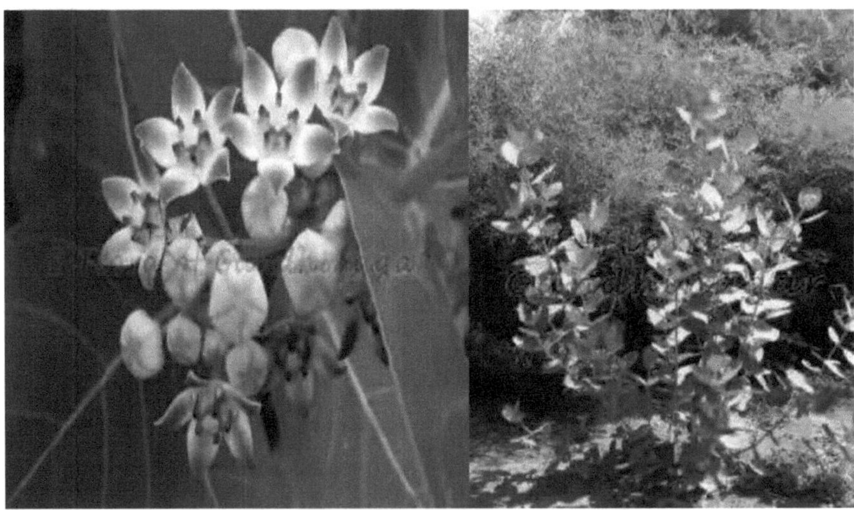

Fig 1: Flores e folhas de *Calotropis procera*

A *C. procera* é tradicionalmente utilizada na Ayurveda e noutros sistemas medicinais desde a pré-história. Estas são úteis para o tratamento de várias doenças como diabetes, reumatismo, inflamação, etc. Todas as partes desta planta são utilizadas tradicionalmente e as folhas possuem potencial anti-inflamatório e hepatoprotector. O quadro 1 ilustra os nomes vernáculos de *Calotropis procera* [6, 7].

Quadro 1: Nomes vernáculos de *Calotropis procera*

Language	Common name
English	Calotropis, Rooster tree, Mudar plant
Marathi	Rui, Mandara
Hindi	Aaka, Aanaka
Urdu	Madar, Aak
Sanskrit	Arka, Alaka, Ravi
Gujrati	Akado
Arabic	Oshar
Kannada	Ekka, Ekkadagida
Telgu	Jilledu
Panjabi	Ak
Tamil	Vellerukku
Bengali	Akanda, Akone
Malyalam	Erikku

Classificação sistémica de *C. procera* [8]

Reino   : Plantae- Plantas

Sub-reino   : Tracheobionta- Plantas vasculares

Superdivisão : Spermatophyta- Plantas com sementes

Divisão   : Magnoliophyta- Plantas com flores

Classe   : Magnoliopsida- Dicotiledóneas

Subclasse   : Asterídeos

Encomendar   : Gentianales

Família
                : Família das Asclepiadaceae- Milkweed : Calotropis R.Br.
Género

Espécies   : procera (Aiton)

Estudos farmacognósticos

O Calotropis procera é um arbusto de madeira macia, simples ou muito ramificado e, irregularmente, uma árvore que atinge os 6 metros de comprimento. A borboleta monarca é o principal inseto polinizador. As sementes são dispersas pelos animais e pelo vento e a floração e a frutificação ocorrem ao longo de todo o ano. Quando cortadas, todas as partes da planta exsudam um látex branco leitoso [9]. Tolera solos de todas as texturas, mas prefere solos arenosos perturbados, bem como solos com elevada saturação de sódio. As caraterísticas das partes da planta [10, 11] de *C. procera* são apresentadas no quadro 2. Os limites biofísicos da *C. procera* são,

- Altitude: Até 1300 metros
- Precipitação média anual: 300-400 mm
- Temperatura média anual: 20-30°C

Quadro 2: Caraterísticas das partes vegetais de *Calotropis procera*

Sr. no	Plant parts	Description
1	Bark& branches	Thick, rough, corky and yellow-brown colour; twigs are green and fleshy.
2	Leaves	Opposite-decussate, simple, ovate to obovate, quite large about 30x25 cm.
3	Flowers	White at the base and purple at the tips and 5 purple tipped stamens, 5 thick ovate petals.
4	Fruits	Green, spongy ovoid, up to 15cm long by 10cm wide.
5	Inflorescence	Arise from the base of the leaves in pedunculate cymes of 3-20.
6	Root bark	Cracked, yellowish grey outside and yellowish white inside. Dried bark is bitter to taste.
7	Roots	Greyish white in colour and exhibit sap exudations at the places where bark has been cut.
8	Corolla	Regular, gamopetalous, pale rose purple or liliac, with a short tube and five broad ovate spreading lobes.

Fitoquímica

A Calotropis procera foi investigada por vários investigadores e descobriu-se que possui vários constituintes químicos.

Planta inteira

A fitoquímica revelou que *a Calotropis procera* tem vários tipos de compostos como cardenolídeos, triterpenóides, alcalóides, resinas, antrocianinas e enzimas proteolíticas no látex, flavonóides, taninos, esteróis, saponinas e glicosídeos cardíacos [12].

Folhas

As folhas contêm principalmente amirina, acetato de amirina, 0-sitosterol, ácido urosólico, cardenolídeos, calotropina e calotropagenina. As folhas da planta contêm Mudarina como o principal constituinte ativo [13].

Látex

O látex da planta contém calotropina, calotoxina 0,15%, calactina 0,15%, uscharina 0,45%, tripsina, voruscharina, uzarigenina, sirigenina e procerosídeo [14].

Flores

Os flavonóides, queretina-3-ratinosídeo, esterol, calactina, calotoxina, calotropagenina, terpenos, multiflorenol, ciclisadol e calotropina, polissacárides com D- arabinose, glucose, glucosamina e L-ramnose isolados das flores. As flores também contêm enzimas 3-proteinase e calotropaína (protease). *C. procera* outros constituintes químicos são o lupeol, a uscharina, o procerosídeo, a proceragenina (cardenolídeo), a siriogenina, o taraxast-20(30)-en-3-(4-metil-3-pentenoato), 3-thiazoline cardenolide, gigantina, giganteol, isogiganteol, uscharidin, uzarigenin voruscharin a- calotropeol, 3-epimoretenol, acetato de alactucerilo e isovalerato de a-lactucerilo [15].

Casca da raiz

A casca da raiz de *Calotropis procera* tem triterpenos, um novo éster norditerpenílico, denominado éster Calotropterpenílico, e dois triterpinóides pentacíclicos desconhecidos, nomeadamente acetato de calotropursenilo e acetato de calotropfriedelenilo, isovalerato de akundarol, isovalerato de mundarol e quercetina -3- rutinosídeo. A benzoilinolona, a benzoilisolineolona, o éster de calotropterpenilo, o acetato de calotropursenilo e o acetato de calotropfriedelenilo também foram encontrados na casca da raiz [16].

(a) Calotropin   (b) Calotropagenin   (c) Uzarigenin

(d) Calotoxin   (e) Uscharin   (f) Calotropterpenyl ester

Utilizações tradicionais

No sistema de medicina Ayurveda, a planta é conhecida como Arka e as folhas são fritas em óleo para fins medicinais. Por vezes é referida como mercúrio vegetal porque se diz que o látex tem efeitos semelhantes aos do mercúrio no corpo humano. A casca da raiz era anteriormente utilizada como substituto da ipecacuanha e tem um efeito semelhante ao dos digitálicos no coração.

As várias doenças têm sido tratadas pela planta e amplamente utilizadas no sistema de medicina tradicional ayurvédico, unani, árabe e sudanês-indiano. Tem sido utilizada como purgativo, anti-helméntico, digestivo, estomacal, emético, expetorante, sedativo, purificador do sangue e antídoto para picadas de cobra. O tratamento de úlceras, tumores, lepra, asma, furúnculos, disenteria, eczema, hemorróidas e doenças do fígado, abdómen e baço também é explorado pelas partes da planta [17]. A planta tem sido tradicionalmente utilizada como agente antifúngico, analgésico e antipirético. A enxaqueca também é tratada com as folhas tenras da planta. Actua como abortivo e para o tratamento de hemorróidas. É mencionada como tónico amargo, laxante, anti-helméntico, expetorante e para curar úlceras na Ayurveda. A dor abdominal é curada pela aplicação de folhas quentes, enquanto as flores são descritas como tónicas, apetitosas, estomacais e para curar a asma [18]. As preparações ayurvédicas como Dhanvantri Ghrita, Mahanarayan taila, Arka lavana, Chitrakadi taila, etc., são preparadas utilizando as raízes da planta [19].

Todas as partes de *C. procera* foram documentadas como tendo uma qualidade medicinal desejável em estudos etno-botânicos. As folhas são utilizadas para curar constipações e tosse em Uttar Pradesh e o látex para dores de dentes e picadas de escorpião. O tratamento de hidropisia, reumatismo, lepra e taeníase com látex é efectuado em distritos de Madhya Pradesh. O látex utilizado para aplicação em feridas nas zonas rurais de Jammu foi objeto de um relatório [16].

Actividades farmacológicas

Diferentes partes de *C. procera* têm sido utilizadas pelas suas actividades biológicas desde a antiguidade e algumas delas têm pareceres experimentais para a sua aceitação. Para além da sua utilização na medicina popular, existem vários relatórios sobre as actividades biológicas e as acções farmacológicas da *C. procera* com base em investigações científicas modernas.

Atividade antimicrobiana

O látex *de C. procera* foi avaliado quanto à atividade antimicrobiana contra *E. coli, S. pneumonia, Bacillus cereus, Staphylococcus saprophyticus* e *Staphylococcus aureus* utilizando o método de difusão em disco. O látex da planta tem atividade contra a maioria dos microrganismos [20]. A atividade antimicrobiana de extractos de solventes e flavonóides de *Calotropis procera* foi comunicada utilizando o método de difusão em ágar. A fração de flavonóides do extrato metanólico confirma a maior atividade antimicrobiana e a quercetina-3-O-rutinosídeo tem uma atividade superior à dos restantes flavonóides. As bactérias Gram-positivas foram mais vulneráveis do que as Gram-negativas e as espécies de leveduras foram mais susceptíveis do que os fungos filamentosos [21].

Atividade inseticida

O potencial larvicida contra Musca domestica foi relatado para o extrato etanólico de folhas de *Calotropis procera* por método de imersão durante 48 h. O extrato de folhas de *C. procera* revelou-se mais ativo em termos de potencial inseticida. Os dados indicam que os extractos de folhas destas plantas podem ser utilizados como alternativas mais seguras e económicas aos insecticidas sintéticos [22].

Atividade antibacteriana

Os extractos aquoso e etanólico da raiz e das folhas de *Calotropis procera* foram avaliados quanto ao potencial antibacteriano utilizando o método de disco. Foi relatado que o extrato etanólico de folhas e raízes possui um potencial antibacteriano mais elevado do que o extrato aquoso [23]. O efeito antibacteriano dos extractos de folhas foi relatado e determinado utilizando o método de difusão em poço de ágar e a CIM foi determinada utilizando o método de diluição em série. O estudo revelou a atividade antibacteriana significativa de todos os extractos [24].

Atividade antioxidante

O extrato metanólico de folhas, flores e raiz foi investigado quanto à sua atividade antioxidante através da eliminação de radicais (DPPH), do poder redutor, do ensaio FRAP e do ensaio de atividade quelante de metais. O potencial antioxidante mais elevado registado para as folhas de *C. procera* com valores IC50 de 0,21pg/ml para a eliminação de DPPH, 0,98 mg/ml para a quelação de metais [25]. O extrato da planta mostrou ser uma fonte promissora de antioxidantes devido à presença de fenólicos e taninos [26].

Atividade analgésica

O extrato metanólico de *Calotropis procera* exibiu uma ação analgésica dependente da dose no método de contorção com ácido acético. O extrato de *C. procera* confirmou uma resposta excelente em comparação com a aspirina [27]. O extrato etanólico da folha de *Calotropis procera* confirma o potencial analgésico proeminente e investigou a sua atividade analgésica utilizando os testes de contorção induzida por ácido acético e de movimento da cauda em ratos [28].

Atividade anti-inflamatória

O efeito anti-inflamatório dos extractos metanólicos de *Calotropis procera* foi testado para o edema da pata induzido pela formalina em ratos albinos brancos e exibiu um potencial anti-inflamatório dependente da dose [27]. O potencial anti-inflamatório do extrato etanólico da folha de *Calotropis procera* foi relatado utilizando a lamber a pata induzida pela formalina e o edema da pata induzido pela carragenina em ratos Wistar. O extrato mostrou uma inibição da formação de edema da pata significativamente superior à da indometacina [28]. O látex seco de *Calotropis procera* demonstrou atividade anti-inflamatória utilizando modelos agudos e crónicos de inflamação. A inibição da exsudação de fluidos, possivelmente devido ao seu efeito sobre a permeabilidade vascular, foi realizada significativamente por DL [29]. Foi relatada a potente atividade anti-inflamatória do extrato metanólico da planta *Calotropis procera* contra o modelo agudo e crónico em ratos albinos Wistar. O extrato metanólico de raízes ilustrou uma atividade muito próxima do efeito inibitório do diclofenac de sódio [30].

Atividade hepatoprotectora

A atividade hepatoprotectora do extrato etanólico de flores de *C. procera* foi ilustrada e pode ser reconhecida aos flavonóides relacionados com a quercetina presentes na flor [31]. O extrato etanólico e aquoso das flores também indicou a sua atividade hepatoprotectora. A coadministração de medicamentos anti-TB com CP reduziu os níveis de ALT, AST e bilirrubina dentro dos limites normais [32].

Atividade antidiabética

O éter de petróleo, o metanol e os extractos aquosos de folhas de *C. procera* na dose de 250 mg/kg foram considerados para o seu potencial anti-hiperglicémico. A investigação estabeleceu provas farmacológicas para apoiar a afirmação folclórica de que se trata de um agente antidiabético [33]. A atividade antidiabética do extrato hidroalcoólico das folhas foi investigada e ilustrou a inibição do nível de glicose no sangue durante todo o período de avaliação [34].

Atividade antiulcerosa

A casca do caule de *Calotropis procera* foi estudada quanto ao efeito protetor gastro-mucoso
utilizando aspirina e modelo de etanol em ratos albinos. Um efeito protetor gastro-mucoso significativo foi demonstrado pelo extrato de clorofórmio a 400 mg/kg [35]. O potencial anti-ulcerogénico do extrato das folhas e da raiz foi investigado e registou uma redução dependente da dose da formação de lesões [36].

Atividade anticancerígena

Os extractos de raiz de *Calotropis procera* foram reportados como tendo potencial antitumoral contra células cancerígenas Hep2. A colorimetria de brometo de tetrazólio foi utilizada para actividades de proliferação celular [37]. Uma proteção completa contra a hepatocarcinogénese foi demonstrada pelo tratamento de ratos com látex seco.

3. GYMNEMA SYLVESTRE

A G. sylvestre é uma das plantas medicinais poderosas utilizadas desde os tempos pré-históricos. É uma trepadeira perene e lenhosa que se espalha pela floresta seca até uma altura de 600 m [38]. É vulgarmente conhecida como Gurmar em hindi. As palavras gregas *"Gymnos"* significa nu e *"nema"* significa fio, enquanto a descrição específica *"sylvestre"* é de origem latina e significa "da floresta" [39]. *A G. sylvestre* está geralmente disseminada na Índia, Malásia, Srilanka, Indonésia, Japão, Vietname, África tropical e região sudoeste da República Popular da China. Também se encontra em Banda, Konkan, Western ghats, Deccan, estendendo-se a partes do oeste e do norte da Índia (Fig. 2).

O género *Gymnema* é constituído por 40 espécies distribuídas desde a África Ocidental até à Austrália. *G. acuminatum* (Roxb.) wall, *G. aurantiacum, G. balsamicum, G. elegans* W e A, *G. lactiferum, G. latifolium, G. montanum* Hook. F., *G. sylvestre* R.Br. *G. tingens* W e A, *G. indorum, G.yunnanse* e *G. spartum* são algumas das espécies importantes de Gymnema [40, 41]. O sistema de medicina Ayurvédica e Homeopática utilizou *a G. sylvestre* como uma erva antidiabética potente. É também considerada um agente amargo, adstringente, diurético, laxante, estomacal, tónico para o fígado, estimulante, expetorante e antipirético. Os nomes vernáculos de *G. sylvestre* são apresentados no Quadro 3.

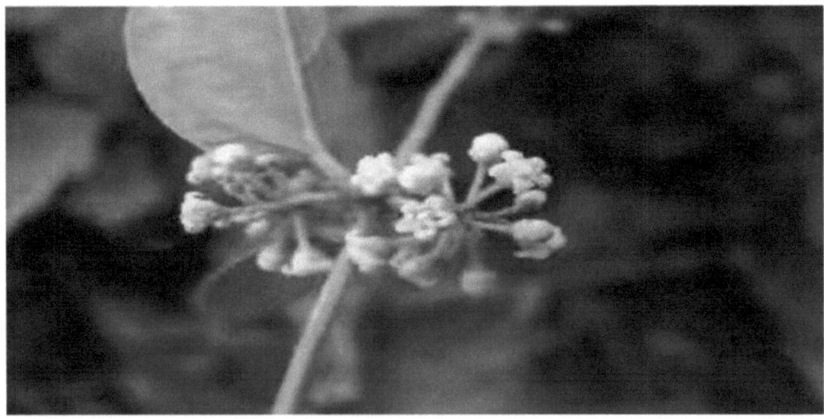

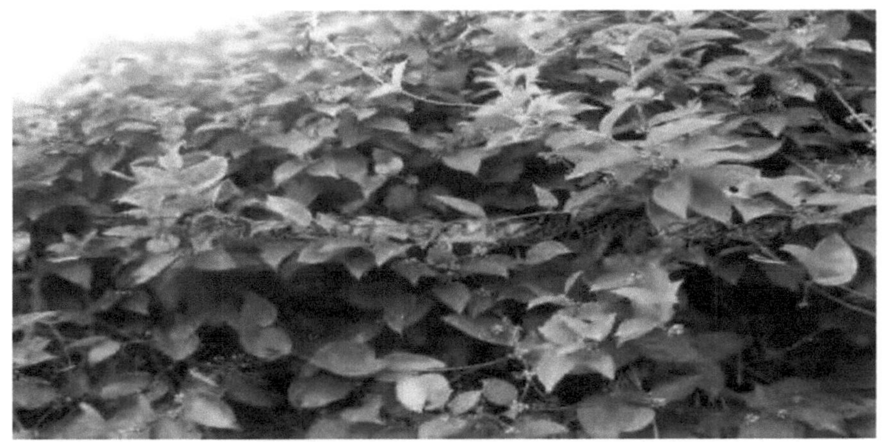

Fig 2: Folhas e flores de *G. sylvestre*

Classificação taxonómica de *G. sylvestre*

Reino   : Plantae

Sub-rcino   : Trachcobionta

Superdivisão   : Spermatophyta

Divisão   : Magnoliophyta

Classe   : Magnoliopsida

Subclasse   : Asteridae

Ordem   : Gentianales

Família   : Asclepiadaceae

Género   : Gymnema

Espécie   : sylvestre

Quadro 3: Nomes vernáculos de _G. sylvestre_ [42, 43]

Language	Common name
Hindi	Gudmar
Kannada	Kadhasige
Malayalam	Cakkarakkolli, Madhunasini
Tamil	Sirukurunja/ Sakkaraikkolli
Sanskrit	Mesasrngi, Ajaboli
Telugu	Podapatra
English	Periploca of the wood
Marathi	Kavali, Kalikardori, Vakundi
Gujarati	Dhuleti, Mardashingi

Estudos farmacognósticos

A planta é uma trepadeira lenhosa mais ou menos juvenil que corre sobre as árvores altas. _A G. sylvestre_ é nativa das florestas tropicais do Sul e Centro da Índia e é cultivada nas planícies da costa em selvas a uma altitude de 300-700 m [44, 45]. A caraterística farmacognóstica da _G. sylvestre_ é apresentada no Quadro 4. As espécies de _Gymnema_ são diplóides com um número de cromossomas de 2n = 22 [46, 47].

Quadro 4: Caraterísticas morfológicas das partes da planta de _G. sylvestre_

Sr. no.	Plant parts	Description
1	Stem	Cylindrical, hard, twining, branched; internodes terete; rooting at nodes.
2	Leaves	Opposite, elliptic or ovate, 1.0-9.5 x 0.5-5.5cm, acute at apex, base rounded, ciliate along margins, smooth above, densely velvety pubescent beneath, especially on the

		nerves.
3	Flowers	Small, yellow, in axillary and lateral umbellate cymes. Flowering: August-March
4	Calyx	5-lobed, ovate, obtuse, ciliated.
5	Corolla	Campanulate, yellow, 5-lobed; lobes ovate deltoid, spreading and glabrous, united at base.
6	Fruits	2 or 1, dark green smooth follicular mericarps. Fruiting: from October onwards
7	Seeds	Ovate, margined, ending in a silky coma, cotyledons elliptic, radicle cylindric.

Fitoquímica

Diversos investigadores relataram uma série de constituintes fitoquímicos. A planta contém duas resinas, uma solúvel em álcool, saponinas, ácido gimnémico, estigmasterol, quercitol e derivados de aminoácidos betaína, colina e trimetilamina [48]. As folhas de *G. sylvestre* contêm resinas, albumina, clorofila, hidratos de carbono, ácido tartárico, ácido fórmico, ácido butírico, derivados de antraquinona, alcalóides de inositol, ácido orgânico (5,5%), parabina, oxalato de cálcio (7,3%), lenhina (4,8%) e 22% de celulose [49]. As folhas também contêm classes de triterpenos de saponinas oleananas, como ácidos gimnémicos, gimnemasaponinas e saponinas dammarenas, como gymnemasides e terpenóides como 6-Octen-1-ol, 3,7-dimetil, isofitol, esqualeno, nerolidol, 0-amirina. [50, 51].

As folhas de *G. sylvestre* têm glicosídeos ácidos e antraquinonas e seus derivados [50]. Os ácidos gimnémicos A2 e A3 possuem ácido glucurónico e galactose nas suas estruturas moleculares, ao passo que o ácido glucurónico é a única porção no ácido gimnémico A1 [52]. Além disso, foi isolada e caracterizada uma série de ácidos gimnémicos (ácido gimnémico I, II, III, IV, V, VI e VII) a partir do extrato de água quente de folhas secas de G. sylvestre [53, 54]. Um importante péptido de 35 aminoácidos, a Gurmarina, com um peso molecular de 4209, foi isolado da *G. sylvestre*

[55].

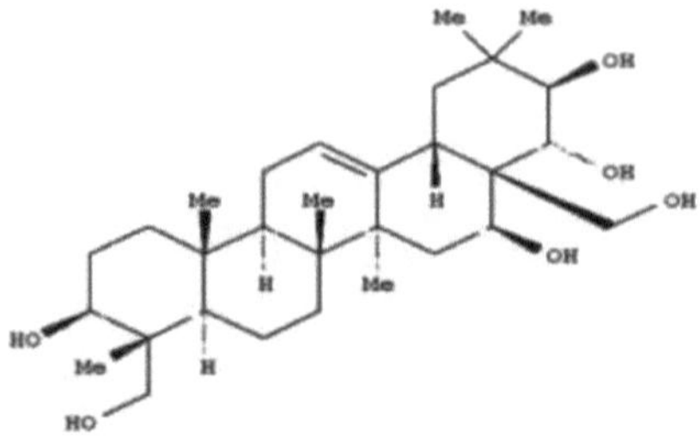

Gymnemagenin 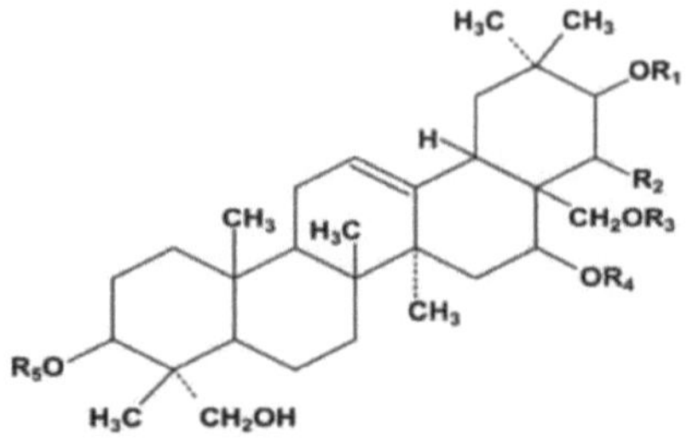   **Gymnemic acid**

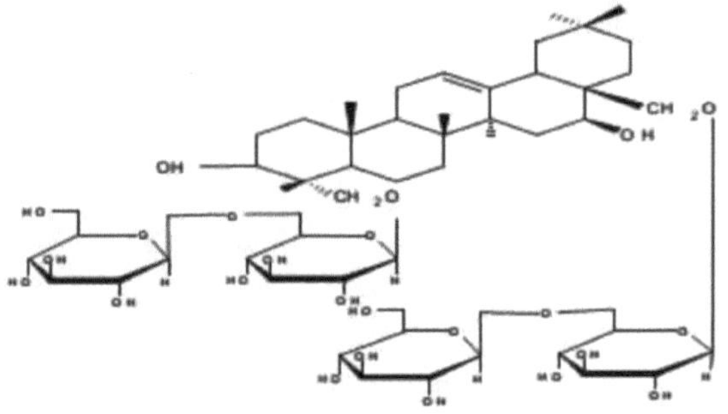

Gymnemasaponin V

Utilizações tradicionais

Sushruta descreve *G. sylvestre* como destruidor de açúcar e outras doenças urinárias e estas actividades devem-se ao facto de *G. sylvestre* neutralizar o excesso de açúcar no corpo [56]. As folhas de gurmar usadas tradicionalmente para o tratamento de diabetes, hemorróidas e picadas de insectos são tratadas com a casca da raiz [57]. A planta é útil no tratamento da dispepsia, obstipação, iterícia, hemorróidas, cálculos renais e vesicais, cardiopatia, asma, bronquite, amenorreia, conjuntivite, leucoderma e parkinsonismo [58]. Nos sistemas de medicina Siddha e Unani, as folhas de Gymnema são utilizadas como ingrediente de diferentes fórmulas anti-diabéticas [59].

G. A G. sylvestre é considerada um alexifármaco, anódino, anti-helmíntico, antipirético, adstringente, amargo, cardiotónico, digestivo, diurético, laxante, estimulante, estomacal e tónico uterino e é utilizada para tratar a amenorreia, asma, bronquite, conjuntivite, prisão de ventre, tosse, dispepsia, hemorróidas, hepato-plenomegalia, febre intermitente, iterícia e leucoderma de acordo com os sistemas de medicina indianos. As folhas da planta são úteis para eliminar a inflamação. A casca das raízes da planta é útil como emético, expetorante e analgésico para dores no corpo e o sumo da raiz foi aclamado como um tratamento útil para a mordedura de cobra por Bhav Prakash Nighantu [60, 61]. As várias formulações utilizadas para o tratamento da diabetes são apresentadas no Quadro 5 [62].

Quadro 5: Formulações tradicionais antidiabéticas de *G. sylvestre*

Sr. no.	Formulation name	Ingredients
1	DIABET GUARD	*G. sylvestre* extract
2	ALFASULIN	*Gymnema sylvestre* extract and Banana extract
3	ULTRADIA	*Gymnema sylvestre* extract and Banana extract
4	DIABOHILS	*Gymnema sylvestre* extract
5	HYPONIDD	*Gymnema sylvestre* extract

Actividades farmacológicas

A G. sylvestre é uma das plantas medicinais essenciais utilizadas no sistema de medicina ayurvédica para o tratamento de diversas doenças (Fig. 3), sendo bem conhecida pela sua atividade supressora de açúcar.

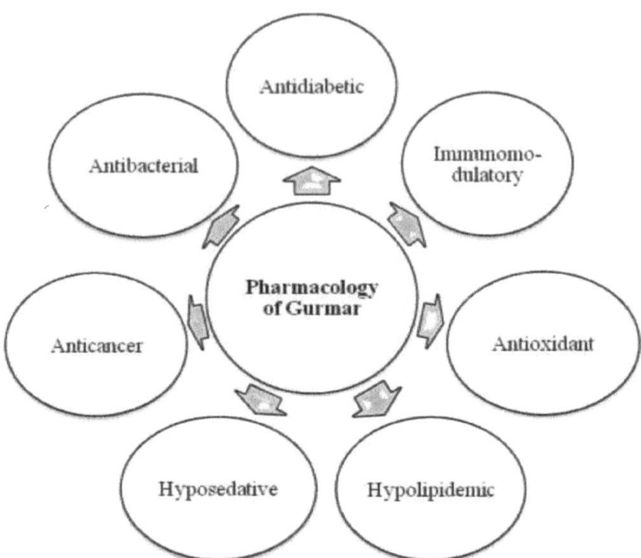

Fig. 3: Actividades farmacológicas de G. sylvestre

Atividade antidiabética

O ácido gimnémico, o principal constituinte, contém diferentes saponinas e retarda a absorção de glucose no sangue devido à semelhança com a disposição atómica da glucose. O extrato de folha administrado ao doente estimula o pâncreas e aumenta a libertação de insulina [63]. O extrato de *G. sylvestre* estimula a libertação de insulina das células P e das ilhotas na ausência de qualquer outro estímulo [64]. O estudo clínico da G. sylvestre revelou um potencial antidiabético em pacientes diabéticos de tipo II no que respeita ao nível de glicose no sangue. A cápsula de *Gymnema sylvestre* reduziu 37% da glicose, 5% do TGL, 13% do colesterol e 19% do nível de lipoproteínas de baixa densidade (LDL) em indivíduos diabéticos [65].

O GlucosCare Herbal Tea (GCT) consiste em duas plantas, nomeadamente a *Gymnema sylvestre* e a *Camellia sinensis*, cuja atividade antidiabética foi avaliada. Os efeitos complementares sobre a HbA1c e o açúcar no sangue em jejum em pacientes com Diabetes Mellitus Tipo 2 não controlada após 12 semanas foram demonstrados pelo Chá de Ervas GlucosCare [66]. O estudo revelou que os extractos aquosos das folhas de *G. sylvestre* aumentaram a expansão das células 0 e potenciaram a secreção de insulina regulada por Ca^{2+} evocada pela glucose [67].

Atividade antibacteriana

O extrato etanólico de folhas ilustrou um elevado grau de atividade antibacteriana [68]. A atividade antimicrobiana contra *Bacillus pumilis, B. subtilis, Pseudomonas aeruginosa* e *Staphylococcus aureus* demonstrada pelo extrato etanólico de folhas de *G. sylvestre* [69]. Os extractos aquoso e metanólico das folhas foram estudados quanto à sua eficácia antimicrobiana; o extrato metanólico das folhas demonstrou atividade contra os quatro microrganismos testados, enquanto os extractos aquosos das folhas se revelaram não eficazes [70]. O extrato aquoso e metanólico das folhas mostrou uma atividade antibacteriana significativa [71].

Atividade antiobesidade

A G. sylvestre possui um potencial de redução dos lípidos devido à inibição da atividade da lipase pancreática. O estudo mostra claramente que a decocção das folhas é útil na obesidade [72]. Uma diminuição da ingestão de alimentos e água, juntamente com uma redução do peso corporal de 57,2± 6,4 e 75,5± 6,3 g durante 1 e 2 semanas, respetivamente, foi observada em ratos Otsuka Long-Evans Tokushima Fatty (OLETF) [73]. A combinação narrativa resultou numa perda significativa de peso corporal e de gordura em adultos obesos [74].

Atividade hipolipidémica

O Gymnemate extraído do GSE diminuiu o colesterol total em cerca de 1/3 e o colesterol LDL e VLDL diminuiu em cerca de metade [75]. O estudo do extrato etanólico ilustrou a diminuição das concentrações de colesterol circulante em ratos espontaneamente hipersensíveis [76]. Verificou-se que os ácidos gimnémicos aumentam a excreção fecal de esteróides neutros e de ácidos biliares, especialmente de colesterol e de ácidos biliares derivados do ácido cólico [77]. Os extractos aquosos de folhas de *G. sylvestre* diminuíram significativamente o colesterol e os triglicéridos séricos e o nível de colesterol da lipoproteína de alta densidade sérica do rato tratado aumentou [78].

Atividade anticancerígena

As nanopartículas de prata biossintetizadas e as nanopartículas de ouro do extrato de folhas de *G. sylvestre* apresentaram efeitos citotóxicos substanciais in vitro contra as células Hep2. Entre as duas nanopartículas sintetizadas, a prata mostrou melhores efeitos citotóxicos nas células cancerígenas do que as nanopartículas de ouro [79]. O gymnemagenol a 50pg/ml mostrou uma boa atividade citotóxica (63%) em células HeLa durante 48 horas. [80]. O extrato de *G. sylvestre* registou uma redução significativa da incidência do tumor, da carga tumoral e do número cumulativo de papilomas, juntamente com um aumento significativo do período médio de latência [81].

Atividade antioxidante

O extrato etanólico de *Gymnema sylvestre* apresentou uma atividade antioxidante inibindo o DPPH; isto pode dever-se à presença de saponinas, flavonóides, fenóis e alcalóides [82]. A atividade antioxidante das folhas de *G. sylvestre* mostrou uma resposta dependente da concentração e variou de 3,92 a 72,22% para 7,81 a 1000pg/ml respetivamente [83].

Atividade imunomoduladora

O estudo indicou que o extrato metanólico de *G. sylvestre* apresentou uma atividade imunossupressora significativa ao inibir o aumento dos linfócitos CD3 e CD19 e das citocinas, IL-2, IFN-y e IL-4 [84]. Os extractos aquosos de folhas de *G. sylvestre* mostraram uma atividade imunoestimuladora notável em neutrófilos humanos em condições in vitro [85].

Atividade antiulcerosa

O extrato etanólico da folha relatou um efeito protetor na colite ulcerosa induzida experimentalmente por ácido acético em ratos Wister. A administração a longo prazo de extractos alcoólicos de folhas não mostrou qualquer influência nos parâmetros hematológicos e químicos do sangue. 1% na dieta/52 semanas não mostrou qualquer efeito tóxico observável em ratos [86]. O ácido gimnémico avaliou o potencial anti ulcerogénico através da inibição da síntese de prostaglandina e da geração de úlcera [87].

4. HEMIDESMUS INDICUS

A planta pertence à família Asclepiadaceae. É uma trepadeira rasteira, perene e de crescimento rápido, que envia gavinhas em cada nó para se agarrar à vegetação circundante para obter estabilidade e apoio. *H. indicus* é um arbusto prostrado ou semi-ereto que se encontra em toda a Índia e na Malásia, Indonésia, Paquistão, Bangladesh e Sri Lanka [88]. Os nomes comuns de *H. indicus* constam do quadro 5.

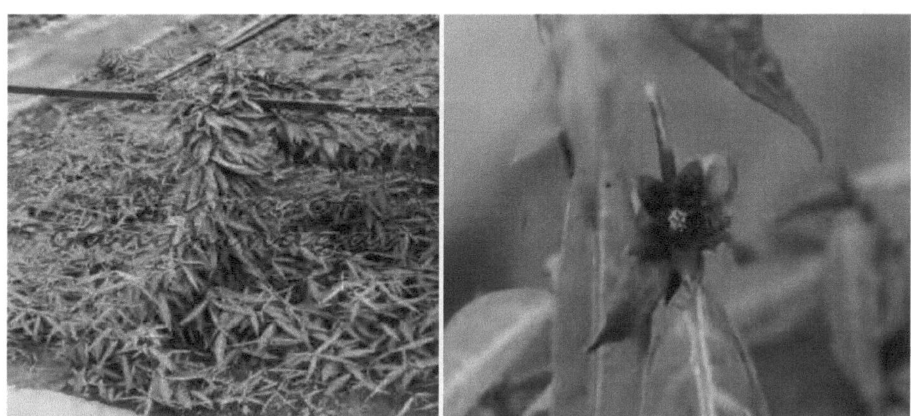

Fig 4: Folhas e flor de *H. indicus*

Sinónimos: Periploca indica L.

Quadro 6: Nomes vernáculos de *H. indicus* [89]

Language	Vernacular names
Hindi	Anantamul
Bengali	Kapuri
English	Indian sarsaparilla
Marathi	Upalsari, Upasal
Gujarati	Kapuri, Madhuri, Upalasri
Tamil	Nannari
Malayalam	Naruninti
Kannada	Sogade Beru

Classificação científica

Reino : Plantae

Ordem : Gentianales

Família : Apocynaceae

Género : Hemidesmus

Espécie : H. indicus

Estudos farmacognósticos

Folhas

As folhas são delgadas, opostas, oblongas elípticas a linear-lanceoladas e mantêm uma cor verde escura brilhante durante todo o ano. O caule endurece e torna-se lenhoso com o tempo e a cor da casca varia entre o vermelho e o castanho [90].

O sistema radicular é pouco abundante. Linear e produz geralmente uma raiz principal com muito poucas ramificações laterais. As raízes são muito aromáticas, emitindo um aroma doce de combinação de baunilha, canela e amêndoas [91].

Flores

As flores são pequenas em cimas, brácteas ovadas, cálice 5-lobado. A corola é rotativa, verde no exterior e púrpura no interior, com 5 lóbulos. Estames 5, filamentos distintos, ovário de 2 carpelos livres.

Frutos

2 folículos estão presentes e rectos.

A floração e a frutificação ocorrem na maior parte do ano.

Fitoquímica

As raízes de *H. indicus* contêm hexatriacontano, lupeol, o seu octacosanoato, alfa-amirina, B-amirina, o seu acetato e sitosterol. Contém também um novo coumarino-lignóide, a hemidesmina II50 [92].

O caule contém calogenina acetilcalogenina – 3 – 0 – P – D – digitoxopiranosil – 0 – P - D-digitoxopironsil – 0 – P – D - digitoxopiranosídeo. Também contém 3 – ceto – lup – 12 – en - 21 28 - olídeo juntamente com lupanona, lupeol – 3 - P-acetato, ácido hexadecanóico, 4 – metoxi – 3 - metoxibenzalzenaldeído e 3 – metoxi – 4 – 5 – metoxibenzalaldeído – glicosídeo indicina e hemidina [93].

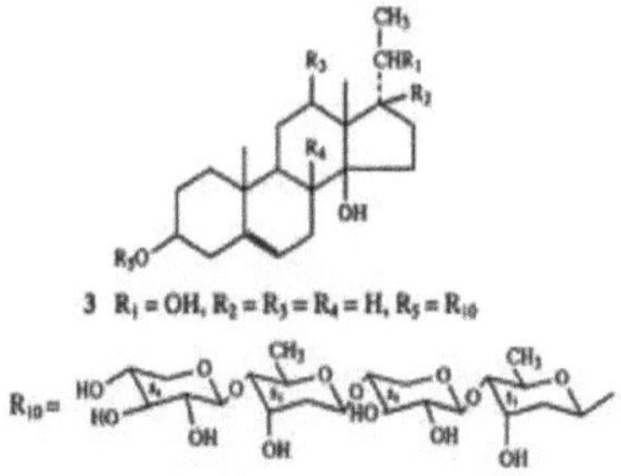

As folhas contêm taninos, flavonóides, hiperósido, rutina e coumarino. Os lignóides de Leucoderma, como a hemidesminina, a hemidesminina I e a hemidesminina II, são um grupo raro de compostos presentes nas folhas [94].

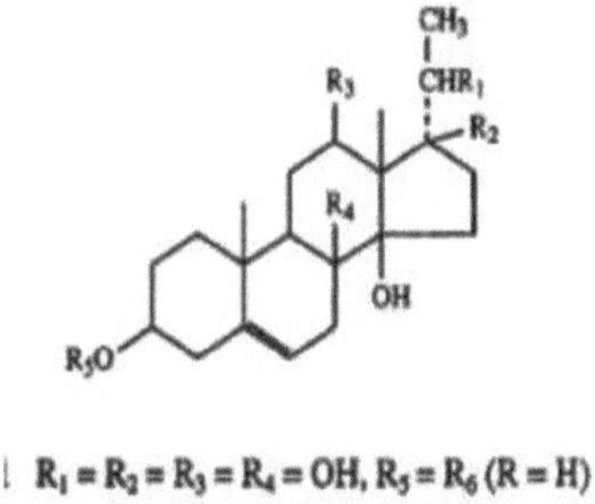

Utilizações tradicionais

A H. indicus é utilizada em medicamentos tradicionais e no fabrico de bebidas. Na Ayurveda, tem o nome de Ananthamoola, também conhecida localmente como Naruneendi. É uma das plantas Rasayana da Ayurveda. É útil em doenças de pele, comichão, prurido, febre, diabetes e infecções do trato urinário. Aumenta a qualidade e a quantidade de espermatozóides e também é útil na indiarreia, tosse, asma fria [95].

É útil contra a iterícia, artrite, reumatismo, dores no corpo e dores abdominais. Purifica o leite materno da mãe e aumenta a sua quantidade tomando o pó todos os dias. É utilizado para o crescimento do cabelo, queda do cabelo e adiciona-lhe nutrição [96].

Quadro 7: Medicamentos ayurvédicos com H. indicus como ingredientes

Name of product	Uses
Sarvadyasavam	Gout and skin diseases
Mathala Rasayanam	Cough, cold, asthma, bleeding disorders
Mahamanjistadi Kashayam	Skin diseases, gout, syphilis and non healing wounds
Maha Vishagarbha Taila	Joint stiffness and tinnitus
Manasamitra Vatakam	Speech problem, depression, psychiatric disorders

Actividades farmacológicas

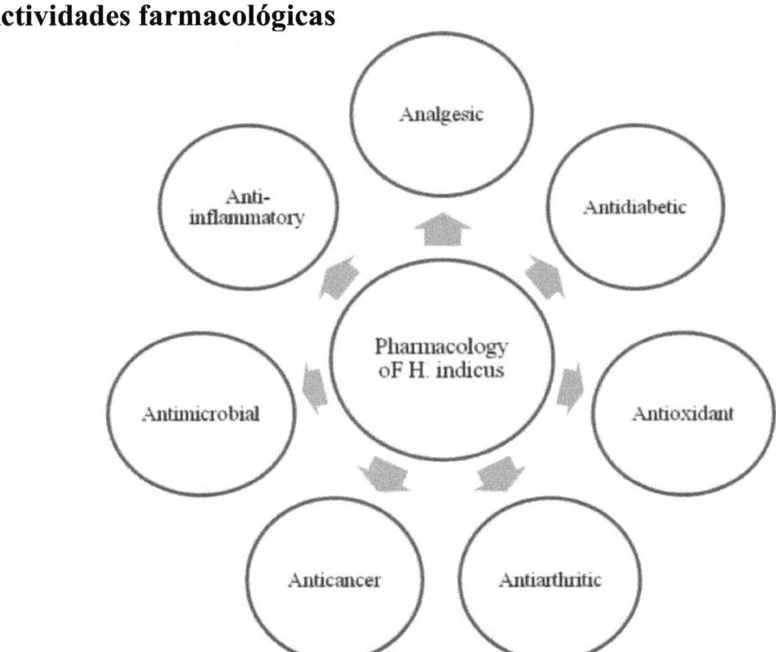

Fig 5: Propriedades farmacológicas de H. indicus

Atividade antimicrobiana

Os extractos da planta mostraram um potencial antimicrobiano contra *Helicobacter pylori* de isolados humanos e observaram uma CIM de 75 pg para a época de floração e vegetativa e uma concentração letal mínima de 100 pg para os períodos vegetativos e 75 pg para os períodos de floração [97]. O extrato aquoso das raízes demonstrou inibição na gama de 0,04 mg a 0,1 mg contra as bactérias patogénicas *Staphylococcus aureus, Pseudomonas aeruginosa* e *Klebsiella pneumonia* numa condição *in vitro* [98]. A fração de saponina do extrato de raiz exibiu uma atividade antimicrobiana notável contra *Staphylococcus aureus, Salmonella typhi, Klebsiella pneumoniae, Aspergillus flavus, Aspergillus fumigatus* e *Aspergillus niger* [99].

Atividade antiulcerosa

Os extractos de raiz possuem propriedades antiulcerosas que exibiram uma redução significativa na formação de lesões gástricas e duodenais em ratos. Verificaram uma diminuição dos factores agressivos como a pepsina e as proteínas e um aumento dos factores de resistência como o pH, a hexose, a hexosamina, a fucose e o ácido siálico. Estes resultados sugerem que o extrato pode estar a inibir seletivamente a PGF2a [100].

Atividade anti-inflamatória

O extrato de acetato de etilo das raízes demonstrou uma inibição significativa da inflamação na inflamação aguda e subaguda induzida por carragenina, bradicinina, S-hidroxitriptamina, mas menos ativa na bolsa de granuloma e na implantação de pellets de algodão e ineficaz nos métodos de inflamação induzidos por dextrano em ratos [101]. O extrato hidroalcoólico da raiz impediu significativamente o aumento do volume do edema da pata e a formação de tecido de granulação de forma dependente da dose e o efeito máximo foi observado a 300 mg/kg de peso corporal [102].

Atividade antipirética

O extrato alcoólico de raízes exibiu propriedades antinociceptivas no método de contorção induzida por ácido acético, movimento da cauda e placa quente de forma dependente da dose [103, 102]. Verificou-se que o extrato aquoso de Jwarhar mahakashayan, uma preparação ayurvédica das raízes de H. indicus, possui propriedades antipiréticas-analgésicas com uma ulcerogenicidade e toxicidade muito baixas em modelo animal [104].

Atividade antidiarreica

O extrato metanólico da raiz possui um efeito anti-enterobacteriano através da diminuição da quantidade de fezes húmidas na diarreia induzida por óleo de rícino em ratos e também da inibição pelo método de difusão em poço de ágar. O estudo sugeriu que o efeito antidiarreico pode ser devido à inibição da motilidade intestinal e à atividade bactericida dos extractos de raiz [105]. O pó da raiz ou o seu extrato aquoso pode ser incorporado na solução salina reidratante oral para aumentar a sua eficácia antidiarreica, aumentando a absorção de água, Na^+ e K+ do saco e a motilidade intestinal não foi afetada [106].

Atividade antiveneno

O extrato metanólico da raiz foi explorado pela primeira vez para neutralizar a atividade do veneno de cobra (Vipera russellii) e o extrato neutralizou significativamente a letalidade induzida pelo veneno de víbora e a atividade hemorrágica no rato albino e no rato [107]. O acetato de lupeol isolado do extrato metanólico das raízes pode neutralizar significativamente a letalidade, a hemorragia, a desfibrinogenação, o edema, a atividade PLA induzida pelo veneno de Daboia russellii e encontrou proteção por ação antissoro [108].

Atividade antiepiléptica

Observou-se o potencial antiepilético do extrato da raiz em métodos de convulsão induzidos por eletrochoque máximo (MES) e isoniazida (INH). O extrato em diferentes concentrações de 100, 300 e 500 mg/kg BW ilustrou uma redução significativa do tempo gasto na fase extensora do membro posterior, na investigação com o método de convulsão induzido por MES [109].

Atividade antidiabética

As raízes foram investigadas quanto ao efeito antidiabético e anti-hiperlipidémico em ratos diabéticos induzidos por aloxano e verificou-se uma diminuição significativa do colesterol sérico, triglicéridos, ácidos gordos livres e fosfolípidos, o que indica o efeito hipoglicémico e hipocolesterolémico [110]. O extrato de raiz mostrou níveis alterados de glicose no sangue, Hb, Hb glicosilada, insulina plasmática, proteína, peróxidos lipídicos, antioxidantes enzimáticos e não enzimáticos, perfil lipídico, conteúdo de glicogénio muscular em ratos diabéticos, que foram significativamente revertidos para valores próximos dos basais [111].

Atividade anticancerígena

O extrato metanólico das raízes mostrou inibição na linha celular de adenocarcinoma do cólon com IC50 60 pg/mL pelo ensaio MTT e sugeriu que isto pode ser devido à presença de saponinas, taninos e esteróides [112]. A decocção poli-herbácea de sementes *de Nigella sativa*, raízes de *H. indicus* e rizomas *de Smilax glabra* em células HepG2 pode induzir a fragmentação do ADN, alterações morfológicas caraterísticas associadas à apoptose, de uma forma dependente do tempo e da dose. O estudo ilustrou a regulação negativa e a expressão do anti-apoptótico Bcl-2 e aumentou as actividades da caspase-3 e caspase-9 [113].

Atividade antioxidante

Os extractos metanólico e aquoso das raízes foram investigados quanto ao potencial antioxidante e exibiram efeitos de eliminação semelhantes contra os radicais ABTS e superóxido, enquanto o extrato de metanol foi mais eficaz contra o DPPH e o ensaio de óxido nítrico [114]. O potencial antioxidante da fração fenólica livre foi superior ao da fração fenólica ligada das raízes de *H. indicus* [115]. O extrato metanólico do caule mostrou uma diminuição de 77% na eliminação do DPPH, que foi medida como atividade descolorante seguida da captura do eletrão não emparelhado do DPPH [116].

Atividade anti-artrítica

O extrato hidroalcoólico, de acetato de etilo e de clorofórmio e as fracções residuais das raízes de *H. indicus* foram estudados no modelo in vitro de artrite em ratos. Verificou-se uma diminuição significativa dos parâmetros físicos e bioquímicos apoiada por uma boa arquitetura dos tecidos na análise histopatológica [117].

5. CONCLUSÃO

O relatório da OMS estimou que, nos países em desenvolvimento, mais de 80% da população depende de medicamentos à base de plantas para as suas necessidades básicas de cuidados de saúde [118]. Os medicamentos sintéticos adquirem, dia após dia, resistência a muitos microrganismos, pelo que é desejável avançar para os medicamentos à base de plantas e suas combinações. Os medicamentos de origem vegetal têm merecido muita atenção em todo o mundo devido à sua eficácia e ao facto de serem seguros para uso humano. A medicina herbácea tem boas possibilidades no domínio da nova terapia medicamentosa, bem como dos nutracêuticos [119].

A G. sylvestre é uma planta medicinal potencialmente polivalente com elevado potencial de mercado em todo o mundo. *A G. sylvestre* ocupa um lugar importante com as suas diversas utilizações etnobotânicas, tradicionais e económicas em diferentes sistemas de medicina, não só na Índia mas também em todo o mundo. Apresenta uma enorme atividade hipoglicémica juntamente com propriedades hipolipidémicas e antioxidantes. *A G. sylvestre* tem evidências clínicas para tratar a diabetes e a formulação antidiabética tradicional mostrou o seu potencial hipoglicémico por qualquer um ou todos os mecanismos de aumento da secreção de insulina; promove a regeneração das células das ilhotas e aumenta a utilização da glicose. Como os agentes sintéticos actuam apenas por uma via, os remédios à base de plantas têm de mostrar as várias vias para tratar doenças devido aos seus fitoquímicos.

A *C. procera* contém vários metabolitos secundários que são responsáveis pelo seu potencial farmacológico. Esta revisão será benéfica para os cientistas e investigadores para uma maior investigação e desenvolvimento de novos medicamentos a partir dos estudos relevantes. *O Hemidesmus indicus* tem sido tradicionalmente reivindicado para um grande número de acções farmacológicas, utilizações ayurvédicas, documentadas para utilizações medicinais. Estudos científicos efectuados verificaram muitas das utilizações tradicionais desta planta. Mais recentemente, a indústria cosmética tem demonstrado interesse pelas propriedades de proteção solar e pela cura de muitas doenças de pele. Em muitas das formulações à base de plantas, as plantas, especialmente as raízes, são utilizadas como ingrediente antiviral, anti-cancerígeno, anti-inflamatório, agente redutor do calor corporal, etc.

REFERÊNCIAS

1. Vasant L. Ayurveda: A ciência da auto-cura. Primeira edição. Delhi, 1994.
2. Lorenzi H, Matos FJA. Plantas medicinais no Brasil: nativas seexoticas. Instituto Plantarum, São Paulo; 2002.
3. Orwa B, Tayeb AE, Sulleiman YR. Calotropis procera: potencial alimentar para as zonas áridas. Registo Veterinário 2009; 131-2.
4. Magalhaes HI, Ferreira PM, Moura ES, Torres MR, Alves AP, Pessoa OD et al. Atividade antiproliferativa in vitro e in vivo de extratos do caule de *Calotropis procera*. Ann Acad Bras Cienc 2010; 82: 407-16.
5. Parsons WT, Cuthbertson EG. Noxious weeds of Australia (Ervas daninhas nocivas da Austrália). CSIRO Publishing, Collingwood. 2001.
6. Sharma AK., Kharb R. e Kaur R. Aspectos farmacognósticos de *Calotropis procera* (Ait.) R. Br. Int J Pharma and Bio Sci 2011; 2: 480-8.
7. Gupta S, Gupta B, Kapoor K, Sharma P. Potencial etnofarmacológico de *Calotropis procera*: uma visão geral. Int Res J Pharm 2012; 3: 19-22.
8. Khairnar AK, Bhamare SR, Bhamare HP. *Calotropis procera:* Uma atualização etnofarmacológica. ARPB 2012; 2: 142-56.
9. Basu A, Chaudhary AKN. Estudos preliminares sobre as actividades anti-inflamatórias e analgésicas do extrato de raiz de Rakta Arka. J of Ethnopharm 1997; 31: 319 2 4.
10. Nadkarni KM. The Indian Materia Medica I. Popular Prakashan, Bombaim 2000.
11. Trease GE, Evans WC. Fenóis e glicosídeos fenólicos. In: Textbook of Pharmacognosy. 12ª ed. Balliese, Tindall and Co Publishers, Londres 1989.
12. Edman MD. Composição em nutrientes e cardenolídeos da *Calotropisprocera* extraída com solvente. Food Chem 1983; 313: 509-13.
13. Khan AQ, Malik A. Um esteroide de *Calotropis procera*. Phytochem 1989; 28: 2859-61.
14. Rastogi RP e Mehrotra BN. Compêndio de plantas medicinais indianas. Central Drug Research Institute, Lucknow e direção de publicação e informação, Nova Deli. 1993.

15. Poonam, Punia G. Uma revisão das variedades de arka - *Calotropis procera* (aiton) Dryand e *Calotropis gigantea* Dryand. Global J Res Med Plants & Indigen Med 2013; 2: 392-400.
16. Quazi S, Mathur K, Arora S. *Calotropis procera:* Uma visão geral de sua fitoquímica e farmacologia. Ind J Drugs 2013; 1: 63-9.

17. Kumar MA, Yadav A, Rao MM. Utilizações ayurvédicas e actividades farmacológicas de *Calotropisprocera* Linn. Asian J Trad Med 2011; 6: 45-53.

18. Kirtikar KR e Basu BD. Uma planta medicinal indiana: Bishen Singh Mahendra Pal Singh, 2ª edição, Dehra Dun. 1984. pp 2422-23.

19. The Ayurvedic Formulary of India, Primeira edição, Nova Deli. 1978.

20. Maithani NB, Alam J. Importância etanobotânica e investigação do potencial fitoquímico e antimicrobiano de *Calotropis procera*. As ervas 2013; 1: 34-41.

21. Nenaah G. Atividade antimicrobiana de *Calotropis procera* Ait. (Asclepiadaceae) e isolamento de quatro glicosídeos flavonoides como constituintes ativos. World J Micro Biotech 2013; 29: 1255-62.

22. Begum N, Sharma B, Pandey RS. Avaliação da eficácia inseticida dos extractos etanólicos de *Calotropis procera* e *Annona Squamosa* contra *Musca Domestica*. J Biofertile Biopesticide 2010; 1: 1-6

23. Mako GA, Memon AH, Mughal UR, Pirzado AJ e Bhatti SA. Efeitos antibacterianos das folhas e do extrato de raiz de *Calotropis procera* linn. Pak J Agril Engg Vet Sci 2012; 28: 141-9.

2 4.Shetty VG, Patil MG, Dound AS. Avaliação das propriedades fitoquímicas e antibacterianas das folhas de *Calotropis procera* (Ait) R. Br. Int J Pharm Pharm Sci, 2015; 7(4): 316-9.

25. Patel HV, Patel JD, Patel B. Eficácia comparativa da análise fitoquímica e atividade antioxidante do extrato metanólico de *Calotropis gigantea* e *Calotropis procera*. Int J Bio & Pharma Res 2014; 5: 107-13.

26. Banerjee S, Kaushik S, Tomar RS. Efeito de diferentes solventes na atividade antioxidante dos extractos de folhas de *Calotropis procera* e *Azadirachta indica*. Asian J Pharm Clin Res 2017; 10(1): 268-72.

27. Gyawali R, Bhattarai P, Dhakal S, Jha B, Sharma SK, Koirala P. et al. Propriedades analgésicas e anti-inflamatórias de Salix alba Linn e *Calotropis procera* (Aiton) Dryand. Int J Pharma & Bio Arch 2013; 4: 873-7.

2 8.Saba AB, Oguntoke PC, Oridupa OA. Actividades anti-inflamatórias e analgésicas do extrato etanólico da folha de *Calotropis procera*. Afr J Biomed Res 2011; 203-8.

29. Kumar VL, Sangraula H, Dewan S. Avaliação da atividade anti-inflamatória do látex de *Calotropis procera* em diferentes modelos de inflamação. Inflammo pharmacology 2002; 9: 257-64.

30. Babu AR, Karki SS. Atividade anti-inflamatória de vários extractos de raízes de *Calotropisprocera* contra diferentes modelos de inflamação. Int J Pharm Pharma Sci 2011; 3: 191-4.

31. Qureshi AA, Prakash T, Patil T, Swamy V, Gauda AV, Prabhu K, et al. Actividades hepatoprotectoras e antioxidantes de flores de *Calotropis procera*

(Ait) R.Br. em danos hepáticos induzidos por CCl4. Ind J Exp Bio 2007; 45: 304-10.

32. Kamil N, Hafiz S. Imran-ul-Haque. Efeito hepatoprotector de *Calotropis procera* na hepatotoxicidade induzida por Isoniazida e Rifampicina. Phcog J 2014; 6: 9-15.

33. Bhaskar VH, Singh SA. Avaliação da atividade anti-hiperglicémica de extractos de *Calotropis procera* (Ait.) R.Br em ratos diabéticos induzidos por estreptozotocina. Glo J Pharmac. 2009; 3: 95-8.

34. Netoa MCL, Carlos FB, Thijana VN, Caldasa GFR, Araujob AV, Costa-Silvac JH et al. Avaliação da atividade anti-hiperglicêmica do extrato das folhas de *Calotropis procera* no diabetes induzido por estreptozotocina em ratos Wistar. Rev Bras Farmacogn 2013; 23: 913-9.

35. Tour NS, Talele GS. Atividades antiúlcera gástrica e anti-inflamatória da casca do caule de *Calotropis procera*. Braz J Pharmacogn 2011; 21: 1118-26.

36. Badombena-Wanta DB, Metowogo K, Tettegah M, Lawson-Evi P, Eklu-GK, Aklikokou AK et al. Efeito anti-úlceras comparativo do extrato hidroalcoólico das folhas e da raiz de *Calotropis procera* Ait. Res J Pharma Bio & Chem Sci 2013; 4: 1205-12.

37. Mathur R, Gupta SK, Mathur R., Thirumurthi V. Estudos anti-tumorais com extractos de raiz de *Calotropis procera* (Ait) R.Br. utilizando células Hep2 e o seu possível mecanismo de ação. Ind J Exper Bio 2009; 47: 343-8.

38. Giovanni DF, Valeria R, Cinzia DM, Antonio P, Armando Z. *Gymnema sylvestre* R. Br. uma erva medicinal indiana: Usos tradicionais, composição química e atividade biológica. Curr Pharm Biotech 2015; 16: 000.

3 9.Sabitha RA, Nagamani V, Patnaik S, Saidulu B. *Gymnema sylvestre:* Uma importante planta anti-diabética da Índia: Uma revisão. Plant Sci Feed 2012; 2:174-9.

40. Keshavamurthy KR, Yoganarasimhan SN. Flora of coorg -karnataka vimsat publishers, Bangalore, 1990.

41. Yadav S, Grover JK, Vats V. Uma revisão sobre a fitofarmacologia da *Gymnema sylvestre*. J Ethnopharmac 2002; 81(1): 81-109.

4 2.Subramaniyan V, Srinivasan P. *Gymnema sylvestre*- Uma chave para o controlo da diabetes - Uma revisão. Bio Med Res 2014; 1(1): 1-10.

43.Anónimo. A Riqueza da Índia: Raw Materials Vol. IV. Direção de Publicação e Informação, CSIR, Nova Deli, 1956, 276-7.

44.Gamble JS. Asclepiadaceae In: Flora of the presidency Madras, Printed under the authority of the Government of India, Calcutta, Vol-II, 1956, pp. 589-90.

45.Mathew KM, Rani N. Asclepiadaceae. In: the flora of the Tamil Nadu Carnatic Part Two. Rapinat herbarium, Imprensa Diocesana, Madras, Índia, 1983, pp.

945-7.

46.Caius JF, Mhaskar KS, Blatter E, Singh B. Mahaendra Pal Singh Publ. Dehardun, 1975, 3:1624.

47. Shredeevi P, Namboodiri AN. IOPB chromosome numbers reports, LVI, Taxon 1977; 26: 257-74.

48. Kapoor LD. Handbook of Ayurvedic Medicinal Plants. Boca Raton, FL: CRC Press, Inc; 1990, pp. 200-1.

49. Sinsheimer JE, Manni PE. Constituintes das folhas de *Gymnema sylvestre*. J Pharm Sci 1965; 54: 1541-4.

50.Dateo GP, Long L. Ácido gimnémico, princípio anti-sacarino da *Gymnema sylvestre*. Estudos sobre o isolamento e a heterogenesidade do ácido gimnémico. A J Agric Food Chem 1973; 21: 899-903.

51.Srinivasan K, Kumaravel S. Desvendando os potenciais compostos fitoquímicos de *Gymnema Sylvestre* através do estudo Gc-Ms. Int J Pharm Pharm Sci 2016; 8(1): 450-3.

52.Chakravarti D, Debnath NB. Isolamento da gymnemagenina, a sapogenina da *Gymnema sylvestre* R.Br. (Asclepiadaceae). J Insti Chemists, 1981; 53: 155-8.

53.Yoshikawa K, Amimoto K, Arihara S., Matsuura K. Estudos de estrutura de novos constituintes anti-doces de *Gymnema sylvestre*. Tetrahedron Letters 1989; 30(9): 1103-6.

54.Yoshikawa K, Amimoto K, Arihara S., Matsuura K. Ácidos gimnémicos V, VI e VII de gurmar, as folhas de *Gymnema sylvestre* R.Br. Chem & Pharma Bulletin 1989; 37(3): 852-4.

5 5.Imoto T., Miyasaka A., Ishima R., Akasaka K. Um novo peptídeo isolado das folhas de *Gymnema sylvestre* - I. Caracterização e seu efeito supressor sobre as respostas neurais aos estímulos do gosto doce no rato. Comp Biochem & Physiol 1991; 100(2): 309-14.

56.Nadkarni KM. *Gymnema sylvestre:* Indian Materia Medica with Ayurvedic Unani, vol. I, Popular Prakashan, Bombay 1986. pp. 596-9.

57.Kirtikar KR, e Basu BD. Indian Medicinal Plants, vol. III. Peritos em periódicos, Deli. 1975, pp 1625.

58.Chopra RN, Nayar SL, e Chopra IC. Glossário de plantas medicinais indianas, CSIR, Nova Deli. 1956, pp. 1624-7.

59.Anónimo. Gurmar Buti: Padronização de Medicamentos Únicos da Medicina Unani: Parte III. Conselho Central de Pesquisa em Medicina Unani, Ministério da Saúde e Bem-Estar Familiar, Governo da Índia, Nova Deli. 1997. pp. 115-23.

6 0.Sastry BS. *Gymnema sylvestre,* Bhav Prakash Nighantu, Chaukhambha, Varanasi, Índia. 1994, pp. 443-4.

6 1.Sastry JLN. *Gymnema sylvestre* R.Br. Dravyaguna Vijnana, vol. II.

Chaukhamba Orientalia, Varanasi, Índia. 2005, pp. 844-5.

62. www.diabetes-herbs.com; www.bioporex.com.

63. Kanetkar PV, Laddha KS, Kamat MY. Gymnemic acids: A molecular perspective of its action on carbohydrate metabolism, Poster apresentado no 16º encontro ICFOST organizado pelo CFTRI e DFRL, Mysore, Índia, 2004.

64. Persaud SJ, Liu B, Henry AA. Caracterização da atividade insulinotrópica de um extrato aquoso de *Gymnema sylvestre* em células de rato e ilhotas humanas de langerhans. Int J Exp Clinc Cell Physiol Biochem Pharmacol 2009; 23: 1-3.

65. Li Y, Zheng M, Zhai X, Huang Y, Khalid A, Malik A, et al. Efeito de *Gymnema sylvestre, Citrullus colocynthis* e *Artemisia absinthium* na glicemia e no perfil lipídico em humanos diabéticos. Ata Polo Pharma Drug Res 2015; 72(5): 981-5.

66. Nani D, Siti Suhaila MY, Faridah MZ, Wan Zahiruddin WM. O efeito de *Gymnema sylvestre* e *Camelia sinensis* em pacientes com diabetes mellitus tipo 2. Health & Environ J 2016; 7(2); 1-19.

67. Kasabri V, Fatma UA, Yasser B, Sundus M, Randa N. Hala SM et al. Aumento in vitro da proliferação de células p pancreáticas MIN6 por extractos aquosos insulinotrópicos de *Gymnema sylvestre*: capacidade terapêutica regenerativa baseada em provas de uma erva medicinal. BJMMR. 2015; 7(3): 180-94.

68. Thanwar M, Dwivedi D, Gharia AK, Chouhan S. Estudo antibacteriano da planta *Gymnema sylvestre*. Int J Chem Stud 2016; 4(3): 80-3.

6 9. Satdive RK, Abhilash P, Fulzele DP. Atividade antimicrobiana do extrato de folha de *Gymnema sylvestre*. Fitoterapia 2003; 74: 699-701.

70. Wani M, Sarvar FA, Agrawal J, Deshpande J, Mathew S, Khetmalas M. Análise fitoquímica qualitativa e estudos de atividade antimicrobiana de *Gymnema sylvestre* R. Br. Ata Biological Indica 2012; 1(1): 121-4.

71. David BC, Sudarsanam G. Atividade antimicrobiana de *Gymnema sylvestre* (Asclepiadaceae). J Acute Disease 2013: 222-5.

72. Kaushik M, Kaushik A, Arya R, Singh G, Malik P. Propriedade antiobesidade do extrato de hexano das folhas de Gymnema sylvestre em ratos com obesidade induzida por uma dieta de cafetaria rica. Int Res J Pharm 2011; 2(8): 112-6.

73. Luo H, Kashiwagi A, Shibahara T, Yamada K. Diminuição do peso corporal sem recuperação e regulação do metabolismo das lipoproteínas pelo gymnemate em animais com síndrome genética multifatorial. Mol Cell Biochem 2007; 299(1-2): 93-8.

74. Woodgate DE, Conquer JA. Efeitos de um suplemento alimentar sem estimulantes no peso corporal e na perda de gordura em adultos obesos: Um estudo exploratório de seis semanas. Currt Therap Res 2003; 64(4): 248-62.

75. Norihiro S, Asano R, Shimosaka M, Okazaki M. Efeito da administração do extrato de folhas de *Gymnema sylvestre* R. Br no metabolismo lipídico em ratos.

Biol Pharm Bull 2001; 24(6): 713-7.

76. Preuss HG, Jarrell ST, Scheckenbach R, Lieberman S, Anderson RA. Comparative effects of Chromium, Vanadium and Gymnema Sylvestre on sugar-induced blood pressure elevations in SHR. J Am Coll Nutrient 1998; 17(2): 116-23.

77. Nakamura Y, Tsumura Y, Tonogai Y, Shibata T. A excreção fecal de esteróides é aumentada em ratos pela administração oral de ácidos gimnémicos contidos nas folhas de *Gymnema sylvestre*. J Nutr 1999; 129: 1214-22.

78. Mall GK, Mishra PK, Prakash V. Atividade antidiabética e hipolipidémica da *Gymnema sylvestre* em ratos diabéticos induzidos por aloxano. Glob J Biotech & Biochem 2009; 4(1): 37-42.

79. Reddy JN, Mata R, Bhagat E, Sadras SR. Síntese verde de nanopartículas de prata e ouro a partir do extrato de folhas de *Gymnema sylvestre*: estudo das actividades antioxidante e anticancerígena. J Nanopart Res 2015; 17:151.

80. Khanna VG, Kannabiran K. Atividade anticancerígena-citotóxica de saponinas isoladas das folhas de *Gymnema sylvestre* e *Eclipta prostrata* em células HeLa. Int J Green Pharma 2009; 227-9.

81. Agrawal RC, Soni S, Jain N, Rajpoot J, Maheshwari SK. Efeito quimiopreventivo de *Gymnema sylvestre* em ratos albinos suíços. Int J Scienti & Res Publ 2016; 3(1): 78-83.

82. Singh K, Deo B. Avaliação fitoquímica e atividade antioxidante in vitro de *Gymnema sylvestre* R.Br. J Med Plants Stud 2014; 2(4): 19-23.

83. Kaskoos RA, Hagop AB, Faraj AM, Javed A. Atividade antioxidante comparativa de *Gymnema sylvestre, Enicostemma littoral, Momordica charantia* e o seu extrato composto. J. Pharmacog e Phytochem 2015; 4(1): 95-8.

84. Ahirwal L, Singh S, Dubey MK, Bharti V, Mehta A, Shukla S. Efeitos imunomoduladores in vivo do extrato metanólico da folha de *Gymnema sylvestre* em ratos albinos suíços. Arch Bio Sci 2015; 67(2): 561-70.

85. Malik JK, Manvi FV, Nanjware BR. Propriedades de cicatrização de feridas do extrato alcoólico de folhas de *Gymnema sylvestre* R.Br. em ratos. J Pharm Res 2009; 2: 102930.

86. Aleisa AM, Al-Rejaie SS, Abuohashish HM, Ola MS, Parmar MY, Ahmed MM et al. O pré-tratamento de *Gymnema sylvestre* revelou a proteção contra a colite ulcerosa induzida por ácido acético em ratos. BMC Complement & Alternat Med 2014; 14: 49.

87. Lilly BA, Aarrthy MA, Kantha DA, Annamalai SK, Kalaivani AK. Propriedades in vivo anti-úlcera, anti-stress, anti-alérgicas e funcionais do ácido Gymnemic isolado de *Gymnema sylvestre* R Br. BMC Complement & Alternat

Med 2014.

88.Nayar, T.S., Beegam, A.R., Mohanan, N. e Rajkumar, G. (2006). Flowering Plants of Kerala: A Handbook of Tropical Botanic Garden and Research Institute, Thiruvanathapuram, Kerala, Índia.

8 9.Satheesh, G., Tushar, K.V., Unnikrishnan, K.P., Hashim, K.M., Indira, B. (2006). Hemidesmus indicus (L.) R. Br. Uma revisão. Journal of Plant Sciences, 3: 146-156.

90. A

91.Austin, A. (2008). Uma revisão sobre a salsaparrilha indiana, Hemidesmus indicus (L.) R. Br. Jornal de Ciências Biológicas, 8: 1-12.

92.Chatterjee, R.C. e Bhattacharya, B.K. (1955). Uma nota sobre o isolamento de (0- sitoserol de Hemidesmus indicus. Journal of Indian Chemical Society, 32: 485-486.

93.Gupta, M.M., Verma, R.K. e Misra, L.N. (1992). Terpenoids from Hemidesmus indicus. Phytochemistry, 31(11): 4036-4037.

9 4.Sethi, A., Srivastava, S.S. e Srivastav, S. (2006). Pregnane glycoside from Hemidesmus indicus R. Br. Indian Journal of Heterocyclic Chemistry, 16(2): 191-192.

95.Pólo S. Medicina Ayurvédica: Os princípios da prática tradicional. Philadelphia: Elsevier: Chuchill Livingstone, 2006.

96.Rout S., Panda T. e Mishra N. Plantas etnomédicas utilizadas para curar diferentes doenças por tribos do distrito de Mayurbhanj de Orissa do Norte. Studies on EthnoMedicine, 2009.

97.Austin, A., Jegadeesan, M. e Gowrishankar, R. (2003). Atividade antimicrobiana de Hemidesmus indicus var. indicus R.Br. contra isolados humanos de Helicobacter pylori. Ciências de Produtos Naturais, 9(1): 1-3.

98. Gayathri, M. e Kannabiran, K. (2009b). Atividade antimicrobiana de Hemidesmus indicus, Ficus bengalensis e Pterocarpus marsupium Roxb. Jornal Indiano de Ciências Farmacêuticas, 71(5): 578-581.

99.Khanna, V.G. e Kannabiran, K. (2008). Atividade antimicrobiana da fração de saponina das raízes de Hemidesmus indicus. Revista de Investigação de Plantas Medicinais, 2(1): 39-42.

100.   Anoop, A. e Jegadeesan, M. (2003). Estudos bioquímicos sobre o potencial anti-ulcerogénico de Hemidesmus indicus R.Br. var. indicus. Journal of Ethnopharmacology, 84(2-3): 149-56.

101.   Dutta, M.K., Sen, T.K. e Sikdar, S. (1982). Algumas observações preliminares sobre as propriedades anti-inflamatórias do Hemidesmus indicus no rato. Indian Journal of Pharmacology, 14: 78.

102.   Farook, S.M., Atlee, W.C., Kannan, S., Kumar, S.D. e Murnal, S. (2011).

Avaliação da atividade analgésica, antipirética e anti-inflamatória da fração hidro-alcoólica da raiz de Hemidesmus indicus em animais experimentais. Pharmacia Lettre, 3(1): 442-447.

103.   Verma, P.R., Joharapurkar, A.A., Chatpalliwar V.A. e Asnani A.J. (2005). Atividade antinociceptiva do extrato alcoólico de Hemidesmus indicus R.Br. em ratos. Journal of Ethnopharmacology, 102(2): 298-301.

104.   Gupta, M., Shaw, B.P. e Mukherjee, A. (2010). Um novo flavonoide glicosídico da preparação ayurvédica de Jwarhar mahakashay (antipirético). Revista internacional de investigação Ayurveda, 1(2): 106-11.

105.   Das, S., Prakash, R. e Devaraj, S.N. (2003). Efeitos antidiarreicos do extrato metanólico da raiz de Hemidesmus indicus (salsaparrilha indiana) - um estudo in vitro e in vivo. Jornal indiano de biologia experimental, 41(4): 363-366.

106.   Evans, D.A., Rajasekharan, S. e Subramaniam, A. (2004). Aumento da absorção de água e electrólitos do intestino do rato pela raiz de Hemidesmus indicus R. Br. (extrato aquoso). Pesquisa em Fitoterapia, 18(7): 511-515.

107.   Alam, M.I., Auddy, B. e Gomes, A. (1996). Neutralização do veneno de víbora por extractos de raízes de plantas medicinais indianas (Hcmidcsmus indicus e Pluchea indica). Phytotherapy Research, 10(1): 58-61.

108.   Chatterjee, I., Chakravarty, A.K. e Gomes, A. (2006). Neutralização do veneno de Daboia russellii e Naja kaouthia pelo acetato de lupeol isolado do extrato de raiz de salsaparrilha indiana Hemidesmus indicus R.Br. Journal of Ethnopharmacology, 106(1): 38-43.

109.   Madhu, A., Keerthi, P.H.V., Singh, J. e Shivalinge, G.K.P. (2009). Avaliar a atividade antiepiléptica do extrato aquoso da raiz de Hemidesmus indicus em ratos. Arquivos de Ciências Farmacêuticas e Investigação, 1(1): 43-47.

110.   Soumia, C. e Kokilavani, R. (2007). Efeito antidiabético e anti-hipercolesterolémico da raiz de Hemidesmus indicus Linn.R. em ratos diabéticos induzidos por aloxana. Anc Sci Life, 26(4): 4-10.

111.   Subramanian, S.A. e Thamizhiniyan, V. (2012). Propriedades anti-hiperglicémicas, antioxidantes e antidislipidémicas do extrato de raiz de Hemidesmus indicus estudadas na diabetes experimental induzida por aloxana em ratos. Revista Internacional de Ciências Farmacêuticas e Investigação, 3(1): 227-234.

112.   Pasumarthi, S., Chimata, M.K., Chetty, C.S. e Challa, S. (2011). Triagem de compostos fitoquímicos em plantas medicinais selecionadas do Deccan Plateau e seus efeitos de viabilidade nas células Caco-2. Jornal de Pesquisa de Plantas Medicinais, 5(32): 6955-6962.

113.   Samarakoon, S.R., Thabrew, I., Galhena, P.B. e Tennekoon, K.H. (2012). Modulação da apoptose no carcinoma hepatocelular humano (células HepG2) por uma decocção de ervas padronizada de sementes de Nigella sativa, raízes de Hemidesmus indicus e rizomas de Smilax glabra com efeitos anti-hepatocarcinogénicos. BMC complementary and alternative medicine, 12(1): 25.

114.   Murali, A., Ashok, Purnima e Madhavan, V. (2010). Atividade antioxidante das raízes de Hemidesmus indicus var. pubescens - um estudo in vitro. Pharmacologyonline, (3): 121-129.

115.   Jayaram, S. e Dharmesh, S.M. (2011). Avaliação do potencial antioxidante dos fenólicos livres e ligados de Hemidesmus indicus (L) R.Br contra danos oxidativos. Pesquisa em Farmacognosia, 3(4): 225-231.

116.   Zahin, M., Aqil, F. e Ahmad, I. (2009). Atividade antioxidante in vitro e conteúdo fenólico total de quatro plantas medicinais indianas. Revista Internacional de Farmácia e Ciências Farmacêuticas, 1(Suppl. 1): 88-89.

117.   Mehta, A., Sethiya, N.K., Mehta C. e Shah, G.B. (2012). Atividade anti-artrite das raízes de Hemidesmus indicus R.Br. (Anantmul) em ratos. Revista de medicina tropical do Pacífico Asiático, 5(2): 130-135.

118.   Nasreen S, Radha R. Avaliação da qualidade do perfil farmacognóstico e fitofísico-químico de *Withania Somnifera* Dunal (Solanaceae). Int J Pharm Pharm Sci. 2011; 3: 152-5.

119.   Babu M, Gnanamani A, Radhakrishan N, Priya K. Potencial de cura da *Datura alba* em feridas de queimaduras em ratos alb ino. J Ethnopharmac 2002; 83: 193-9.

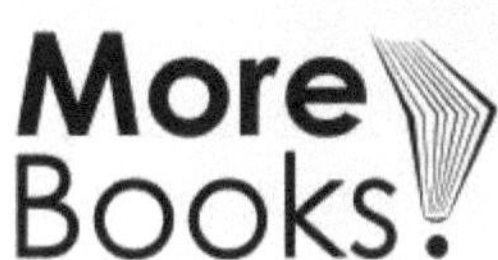
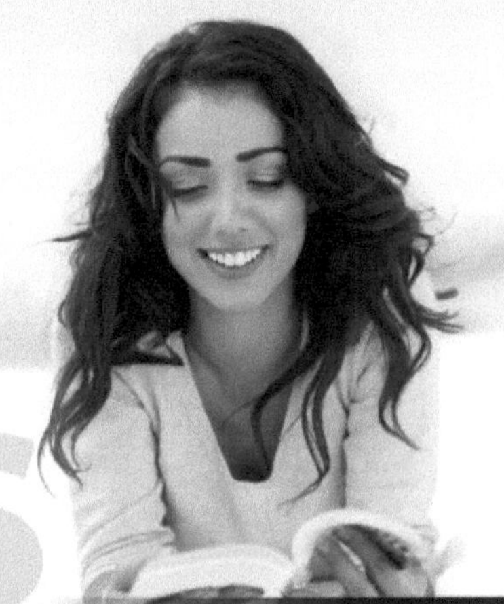

I want morebooks!

Buy your books fast and straightforward online - at one of world's fastest growing online book stores! Environmentally sound due to Print-on-Demand technologies.

Buy your books online at
www.morebooks.shop

Compre os seus livros mais rápido e diretamente na internet, em uma das livrarias on-line com o maior crescimento no mundo! Produção que protege o meio ambiente através das tecnologias de impressão sob demanda.

Compre os seus livros on-line em
www.morebooks.shop

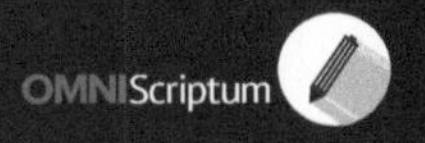

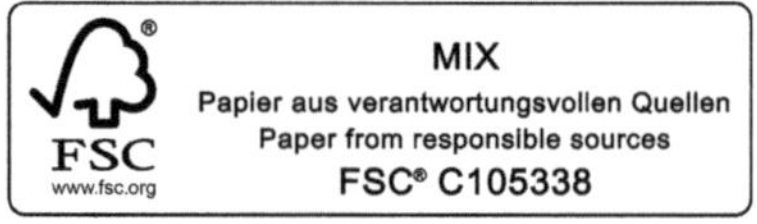

Printed by Books on Demand GmbH, Norderstedt / Germany